AF452811

RÉFLEXIONS

ADRESSÉES

À MM. LES MEMBRES

COMPOSANT

LA CHAMBRE DES DÉPUTÉS,

SUR L'UTILITÉ QU'IL Y AURAIT POUR LE GOUVERNEMENT, LES TRIBUNAUX ET LA SOCIÉTÉ, D'AVOIR DES MÉDECINS SPÉCIALEMENT CHARGÉS DES RAPPORTS EN JUSTICE, OU AUTRES OPÉRATIONS PUBLIQUES, DEVANT LES AUTORITÉS QUELCONQUES;

Par **J.-B. FARRADESCHE-CHAUBASSE**,

Docteur-médecin à Allanche, département du Cantal, ex-chef de clinique médicale, ex-chef de clinique de perfectionnement pour les maladies chroniques réputées incurables, à la faculté de médecine de Montpellier, membre de l'Athénée médical de la même ville.

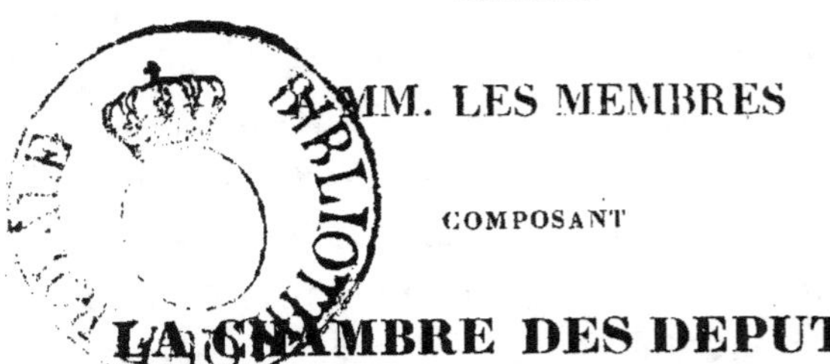

MESSIEURS LES DÉPUTÉS,

Quoique peu familier à la science sublime de la médecine dite légale, que les lumières de tant de savans ont illustrée et débarrassée de toutes ses fausses théories, et qu'elle repose aujourd'hui sur des bases d'une éternelle durée, je me permets, quoique écoutant de très-loin les leçons des grands maîtres qui enseignent cette partie, de faire quelques observations qui jettent de la défaveur, non pas à la substance de leurs ouvrages, mais bien à leur exécution. En effet, beaucoup de Médecins ont écrit sur la médecine légale; tous, surtout dans ces derniers temps, ont donné des ouvrages que l'on regarde comme les plus beaux monumens du siècle présent, concernant la conduite que leurs confrères doivent tenir, lorsqu'ils sont appelés à donner leurs avis devant les autorités; mais pas un ne s'est occupé, ni n'a eu l'idée de proposer d'avoir des médecins spécialement attachés aux attributions de la médecine légale, qui est une des branches les plus importantes de notre art. Outre tous les objets qui la constituent essentiellement et qui sont infiniment nombreux, elle exige et s'approprie les connaissances des autres sciences qui lui conviennent, et il en est peu qui ne lui découvrent ou des instrumens pour se perfectionner, ou des faits propres à recueillir, ou des causes et phénomènes qu'elle considère; en un mot, tout est mis à contribution, selon le besoin et la nature des recherches qu'on se propose de faire : il faut donc des gens de l'art qui fassent une étude particulière et suivie de cette branche de la médecine; car, c'est une chose déplorable que de voir la négligence avec laquelle on l'exerce.

Si, comme l'heureuse expérience de tous les jours nous l'affirme, il entre dans les vues de notre auguste Monarque, de chercher à diminuer les dé-

penses de l'état; le budget de son excellence le mi-
nistre de la justice, trouvera, il me semble, si mes
observations sont écoutées, un très-grand allège-
ment.

Pour se convaincre de ce que j'avance, on n'a
qu'à compulser les registres qui renferment les jugemens rendus en cours d'assises, on verra combien,
dans les matières où certains médecins sont inter-
venus à titre de témoins, puisqu'on ne nous considère
et on ne nous paient que comme tels, les jurés,
faute d'être suffisamment éclairés par nos rapports,
souvent très-obscurs, acquittent des prévenus qui
méritent d'être condamnés, ce qui fait que les frais
de la procédure retombent sur les coffres de l'état,
et la société n'est pas vengée.

La médecine légale, soit par son utilité, l'étendue
et la variété étonnante des connaissances sur lesquelles
elle est fondée, soit par le but philantropique et
bienfaisant qu'elle se propose, veut et exige des
hommes instruits, probes, exempts de petites passions (1); la médecine légale exige, dis-je, des

---

(1) Surtout, de celle de l'envie, qui ainsi que le dit le célèbre
Alibert dans sa Physiologie des Passions, est communément le
partage de la faiblesse, etc., on peut bien y ajouter qu'elle suit
de près la jalousie, compagne de la médiocrité, dont certains
médecins reçoivent plutôt la funeste et basse influence, que le
secret de s'en corriger; ce qui fait qu'ils oublient leur devoir,
les égards dus à leurs confrères et compromettent ainsi la di-
gnité de leur état. Mais ces funestes passions connaissent-elles
les liens de la confraternité et respectent-elles le mérite ?

médecins d'une moralité à toute épreuve, qui aiment leur vocation, et s'intéressent à ses progrès. Les médecins porteurs de ces rares qualités, ont obtenu, dans tous les temps et dans tous les lieux, l'estime due aux fonctions importantes auxquelles ils se vouent. Mais, malgré tout mon respect pour mes confrères, je suis forcé de dire que quelques-uns sont bien éloignés de réunir toutes ces conditions : *Multi medici nomine, re autem perpauci*, a dit un grand homme. Dès-lors, le besoin urgent de s'investir de ceux qui peuvent atteindre ce but ; et pour y arriver avec certitude, il faut lire dans le livre de la nature, c'est-à-dire scruter le cadavre et s'identifier, si l'on peut parler ainsi, avec toutes les nuances de la physiognomonie pathologique ; mais pour y lire, il faut avoir les qualités d'un véritable observateur, et connaître parfaitement l'anatomie physiologique, qui est la clef avec laquelle le médecin pénètre dans les secrets les plus mystérieux de notre organisation. Comment constater les ravages d'une mort violente, quand celui qui est chargé d'en vérifier les résultats, est absolument étranger à cette connaissance si précieuse ? Il ne se donne même pas la peine d'ouvrir les diverses cavités du cadavre, et il consigne pourtant, par écrit, qu'il a tout observé, tandis qu'il n'a même pas les instrumens nécessaires pour opérer, ni le moindre ouvrage dans sa bibliothèque à consulter.

> Pour sonder la nature, ils font de vains efforts ;
> Ils en verront les jeux, et jamais les ressorts.
>
> RACINE.

Cette négligence coupable prend naissance en partie dans la chétive rétribution que l'on accorde, soit pour le transport, soit pour la rédaction du rapport, soit enfin pour la manœuvre pénible, dangereuse et dégoûtante de l'ouverture du cadavre, pour laquelle il n'est passé, dans certains endroits, que 5 francs, ce qui est de la dernière iniquité.

Le médecin instruit et observateur examine avec soin et intégrité, si les changemens qui surviennent à la texture des divers tissus qu'il est chargé d'explorer, sont des effets naturels ou dépendans d'une maladie quelconque, ou s'ils sont l'effet ou le résultat de remèdes intempestivement administrés, ou bien encore, si cette altération provient de la malveillance.

La nécessité, dis-je, d'avoir des médecins à qui seuls doit appartenir le droit de faire des rapports en justice, se fait vivement sentir dans la jurisprudence civile, où l'avis du médecin légiste est demandé par les magistrats, lorsqu'il est question de prononcer sur l'état de démence d'un individu (1);

____

(1) Depuis quelques années, il s'est introduit dans la législation médicale, un nouveau genre de maladie; c'est au célèbre docteur Esquirol à qui nous en sommes redevables. La monomanie, puisque c'est ainsi qu'on l'appelle, est devenue l'ancre de salut des grands scélérats. Cette singulière affection mentale, quoique bien existante, n'est malheureusement que trop généralisée; et je vois avec douleur que beaucoup de nos confrères, très-intruits d'ailleurs, ne voient que monomanie, et que, par un respect aveugle pour les grands noms qui ont avancé certains systèmes très-justes, mais que souvent la morale répugne d'adopter,

sur les accidens qui dispensent, pendant leur durée ,
des rigueurs de la loi ; sur les cas légitimes de sépa-
ration ; sur les naissances tardives ; sur les fausses
grossesses ; sur la nécessité de déterminer, d'après
les présomptions de physique animale, lequel, de plusieurs parens qui ont péri dans un accident commun ,
a dû mourir le premier ou le dernier , etc., etc.

La jurisprudence criminelle est plus féconde encore en questions médico-légales ; il est peu d'accu-
sations de viol, d'avortemens provoqués, d'infanti-
cides , de suppositions de parts de suicides, d'assassinats ou d'empoisonnemens, qui puissent être
jugés sans que le tribunal ait pris l'avis d'un ou de
plusieurs médecins. Quelle fonction noble et impo-
sante ! quelle belle magistrature ! La justice, malgré
les enquêtes les plus adroites et les plus sévères, ne
peut découvrir la vérité ; elle reste indécise et craint
également de frapper ou d'absoudre. Le médecin
paraît, il observe, réfléchit et prononce ; le voile est

---

parce que c'est ouvrir la porte au crime, ils déclarent monomaniaque celui qui n'est rien moins qu'un monstre dans la société ;
et avec de telles doctrines et leurs applications vicieuses, on
peut impunément commettre des assassinats. Papavoine et
Louvel étaient donc des monomaniaques ? Je sais qu'une instruction théorique solide conduit à une pratique sage et
heureuse, et hâte l'acquisition de la bienfaisante expérience ;
mais souvent des théories subtiles et frivoles éblouissent l'esprit
de quelques personnes sans l'éclairer. Au reste , quand on est
obligé d'avoir recours à d'aussi pitoyables moyens pour sous-
traire un monomaniaque simulé au glaive de la justice, on fait
assez connaître l'embarras où l'on est de persuader les hommes
qui veulent se rendre compte de leur croyance.

déchiré, la lumière brille et le coupable est confondu.
Ces paroles que j'emprunte au *Dictionnaire des
sciences médicales* et qui ont été si heureusement dé-
veloppées par le savant Cadet-de-Gassicourt, à l'ar-
ticle MÉDECINE POLITIQUE, font bien sentir tout ce
qu'on doit à celui qui guide la police dans les règle-
mens relatifs à la santé publique, qui éclaire les organes des lois, l'administration de la justice, qui
veille à la conservation et à l'honneur de ceux qui
font la prospérité des familles, en mettant à l'abri
d'humiliantes et dispendieuses poursuites, l'existence
et la liberté des citoyens.

Faisons donc des vœux pour que mes vues se réa-
lisent bientôt, afin que la société cesse de redouter
les décisions meurtrières de certains hommes de l'art,
décisions qui sont souvent provoquées et favorisées
par le mauvais choix que font les autorités requé-
rantes locales, qui désignent indistinctement. Il en
est de même de quelques autorités supérieures qui,
animées par un excès de zèle, envoient, sans ré-
flexions aucune, un médecin pour faire ce qu'on appelle improprement une contre-visite, sans qu'au
préalable ni les uns ni les autres n'aient eu la pré-
caution de s'informer quels sont les gens de l'art qui
voient le malade ou le cadavre dont on a déjà fait
l'ouverture depuis plusieurs jours, par conséquent
dénaturé les tissus et les fluides qui le composent. D'a-
bord, le médecin, commet une impolitesse envers
celui ou ceux qui s'en trouvent chargés ; il s'expose
ensuite à induire en erreur l'autorité qui l'a requis,

vu qu'il n'est pas à portée de pouvoir apprécier l'importance de l'affection qu'il est chargé d'examiner. Peut-il, dans une première visite, raisonnablement se prononcer dans une multitude de cas, sur la durée et l'issue d'une plaie ou d'une maladie ? Tantôt il est appelé vers le commencement, tantôt vers le milieu, et souvent sur le déclin de la maladie. Il est donc de toute impossibilité à un médecin de statuer avec justesse sur la mission qu'il doit remplir, en ce qu'il ne peut s'éclairer que d'après les symptômes qu'il observe et des lésions dont il constate l'existence. Cependant il écrit et s'occupe peu, parce qu'il ne le peut, de la gravité des circonstances qui ont donné lieu à ce qu'il consigne, qui souvent ne sont que symptômatiques, très-souvent aussi le résultat d'une affection qui n'a rien de commun avec celle dont on recherche la nature. Mais les signes commémoratifs et l'idiosyncrasie du sujet qui n'ont pas échappé à la sagacité du médecin ordinaire, suffisent pour faire déchoir la décision précipitée de son confrère, et par donner du blâme à l'activité outrée de l'autorité, qui, dans sa sagesse, devrait en général s'en référer au rapport de ceux qui donnent les premiers soins au malade, ou du moins chercher à les réunir, afin de se concerter; on éviterait, d'un côté, des frais de justice ; de l'autre, l'application plaisante et ingénieuse du dialogue du médecin Tant-Pis et du médecin Tant-Mieux. En un mot, on nous épargnerait les exemples multipliés de plusieurs acquittemens scandaleux ; car, la condamna-

tion du vrai coupable n'intéresse pas moins la société que l'absolution de l'innocent.

Tout en reconnaissant la nécessité des grands services que peuvent rendre à la société l'application
des conditions que doit avoir l'homme de l'art en
matière des fonctions juridiques, qui seules sont ca-
pables d'absorber tous les instans de la vie la plus pro-
longée, parce que, quand il s'agit de la vie et de l'honneur des citoyens, les études ne sauraient être trop
longues ni assez fixées sur une seule partie de la
science : aussi je voudrais qu'on lui associât un confrère ; ils se prêteraient mutuellement des lumières,
contracteraient une alliance solide, qui résisterait à
toute influence déshonorante ; d'abord, dans les cas
graves et pénibles, les encouragemens qu'on se
donne réciproquement, raniment l'activité et ré-
veillent le courage ; ensuite, l'espoir d'être secouru
dans le cas d'un accident fâcheux, donne à chacun
la hardiesse dont est privée une personne seule, qui
devient plus timide et se trouble plus aisément à l'idée
du pressentiment d'un châtiment futur à infliger :
d'ailleurs, les recherches sont plus fructueuses, les
divers organes plus scrutés et mieux décrits ; et l'on
communique le produit de ses recherches avec cette
modestie si nécessaire pour délibérer sur les choses
les plus difficiles, et avec cette délicatesse que doit
posséder celui qu'on admet dans l'intérieur des mai-
sons et dans le secret des familles. Ce n'est pas cependant qu'il n'existe quelques hommes assez pré-
somptueux pour être exclusifs et prétendre au titre

d'universels en fait de sciences , et d'autres , d'oracles en matière de diagnostic et de pronostic médical ; mais en ayant l'adresse de ne se prononcer qu'après les événemens arrivés, alors ils ne se trompent pas ; cet embonpoint d'orgueil est une preuve certaine de leur ignorance.

Si les jugemens rendus en cours d'assises tournent presque toujours en faveur des accusés , c'est que la religion des jurés n'est pas suffisamment éclairée par beaucoup de nos rapports , qui émanent souvent de gens peu exercés en matière de médecine légale , qui voient avec les prismes de l'exagération, ce qui n'existe pas, et laissent échapper ce que les yeux les plus cataractés ne laisseraient pas en arrière. Non seulement les cours d'assises sont saisies de ces écrits monstrueux, mais encore les tribunaux de première instance sont encombrés d'affaires qui ne doivent leur existence qu'au défaut de lumières et de précautions de la part de certains hommes de l'art , d'où il résulte d'humiliantes discussions qui tournent au détriment de la vraie médecine , qui est noble dans son objet, grande dans les choses dont elle se compose , touchante dans ses œuvres ; elle doit donc éviter d'être exposée aux sarcasmes de MM. les avocats , même des juges , dont certains , en pleine cour d'assises, même ceux des tribunaux subalternes, au lieu de s'attacher à discuter avec décence et justesse nos rapports, se plaisent à nous ravaler, en nous contestant souvent la plus belle portion de nos qualités et des titres honorables dont nous sommes revêtus. Que nous importe ? Moins exercés , peut-être , à l'usage de la parole qu'eux , notre conscience et notre supériorité dans cette partie de la législation médicale s'élèvent contre les sophismes et tous les efforts qu'on fait pour nous fermer la bouche et détériorer nos pensées. Rien ne peut convaincre ceux qui ont de l'instruction et de la probité , et une voix intérieure leur dit : Tu as fait le bien , et leur assure par là de longues jouissances et des souvenirs agréables.

Après avoir assez insisté sur le besoin d'avoir des médecins spécialement chargés des rapports en justice, et de les associer à des confrères , je vais encore les appeler à des fonctions non moins importantes, qui sont celles où notre avis est réclamé auprès du conseil de révision , devant lequel jadis tous les jeunes gens redoutaient de passer. Aujourd'hui que les choses se sont améliorées et que l'innocent ne paie plus pour le coupable, si l'on peut parler ainsi , il doit également entrer dans les vues du gouvernement et toujours dans l'intérêt de la société , que les mêmes médecins (mais pris dans un autre arrondissement du département où ils sont attachés), chargés des rapports judiciaires , soient appelés pour les cas de réforme. Ce serait le sûr moyen de faire mettre en garde le médecin peu délicat contre les prestiges de son imagination trop souvent prévenue , et contre son amour-propre , de le rendre plus circonspect à ne pas décider à tort et à travers sur le sort d'autrui , et à se méfier enfin de ses moyens, de lui faire te-

nir ce juste milieu que trace la bonne foi et le désintéressement, qui font que jamais on ne prévarique
dans son ministère, malgré les piéges, l'impulsion
et l'exemple.

La précieuse et utile découverte de la vaccine
semble se ranger naturellemeut dans le cadre que
je trace, et si une main tutélaire ne s'oppose promp-
tement à son anéantissement, les bienfaits de l'im-
mortel Genner sont prêts à s'éteindre ; car le public,
non médecin, qui ne vit que de préventions et de
préjugés se refuse aujourd'hui à faire vacciner les
enfans, par la raison bien simple, qu'il s'imagine
que les gens de l'art sont payés par l'état, ce qui n'est
pas ; comme aussi est-il très-vrai, et c'est de là que
sa crédulité s'accroît et se fortifie, qu'on assigne à
chaque département des primes qui sont distribuées
à ceux qui ont le plus vacciné ; cependant le nombre
numérique ne répond nullement au but philantropique
qu'on se propose d'atteindre, vu que la plupart de
ceux qui obtiennent ces sortes de récompenses peuvent
enfler leur état, surprendre la bonne foi, ou mendier
des certificats à MM. les curés et maires. D'un autre
côté, ils s'occupent peu de l'objet qui constitue la vraie
marche de la vaccine qui est d'étudier les diverses
périodes qu'elle parcourt. Ces Messieurs vaccinent,
mais ne songent plus aux résultats de leur opération
qui devient par conséquent sans effet, ce qui ne con-
tribue pas peu à faire triompher l'opinion de ceux
qui se sont opposés de toute leur force à sa propaga-
tion. Ces primes deviennent donc insignifiantes et

font une grande dépense dans l'économie. Depuis un an les primes sont supprimées et ont fait place à un nouveau mode aussi ridicule et aussi vicieux ; il consiste dans le choix plus ou moins bien fait d'un homme de l'art qui doit vacciner gratuitement dans son canton ; il n'en est rien de tout cela , en attendant la récompense qu'on doit lui décerner, il exploite , comme par le passé, la crédulité et la bourse d'autrui, sans que le soi-disant inspecteur, qui réside au chef-lieu de l'arrondissement, puisse l'atteindre, parce qu'il ne se déplace jamais pour vérifier les opérations de son collègue.

D'autres attributions se rattachent également aux moyens d'accumulation d'emplois que je propose. Les médecins chargés des rapports donneront, au besoin, leurs soins à la gendarmerie et autres militaires ; aux hospices qui ne sont pas assez riches pour faire les frais d'un médecin ; les exoines que souvent la complaisance dicte , seront délivrés gratis aux parties intéressées , en cas d'arrestation de mendians qui simulent certaines maladies, au moyen desquelles la cupidité et l'effronterie n'ont que trop réussi, dans tous les siècles, à se jouer de la crédulité du peuple, ces médecins seront tenus de se présenter gratuitement devant les tribunaux pour constater et dévoiler la ruse de ces êtres abjects ; ils s'occuperaient également de la police médicale et de l'hygiène publique qui sont d'une importance non moins réelle et non moins utile pour les habitans d'un pays, puisqu'elles embrassent tout ce qui intéresse la

conservation et la santé des hommes. Mais les docteurs devraient être affranchis de l'assujettissement
humiliant du droit de patente qu'on impose à une des
classes de la société des plus honorables, des plus
utiles, des plus indépendantes et des moins récom-
pensées de ses travaux, et dont les membres sont
exposés à des insultes dans leur pratique, malgré leur
zèle et leur désintéressement.

Tous ces moyens adoptés, le médecin ne sera plus
dans la pénible nécessité de faire des états de frais
qui ne répondent nullement, par la modique somme
qu'on alloue, à l'importance des services rendus :
bien plus encore, si ces états ne sont pas présentés
dans l'année, on nous oppose le système odieux de
la prescription.

Maintenant que j'ai exposé tous les faits qui ré-
clament impérieusement des hommes instruits et intègres, et qu'un devoir indispensable me force à
rendre public, je crois qu'il est de l'intérêt de la société d'indemniser ceux qui seront chargés de cette
importante mission, par un traitement qu'accordera
le gouvernement, et dans le bon choix (au concours)
qu'on fera des gens de l'art, intruits et intègres, qui
ne consigneront par écrit leurs pensées et le résultat
de leurs recherches, qu'après avoir mûrement ré-
fléchi et calculé avec attention toutes les chances
qu'entraînent ces sortes d'opérations. Alors les cham-
bres de mises en accusation statueront avec discer-
nement et sans crainte sur les prévenus qui devront
passer aux cours d'assises. Les jurés hésiteront moins

à asseoir leur jugement, et ne rempliront plus qu'avec conviction les importantes fonctions que leur impose une de nos plus belles institutions. Non seulement leurs décisions seront plus lumineuses et plus réelles, mais très-économiques pour l'état, par la raison bien simple, qu'il y aura moins d'affaires; par conséquent, moins de témoins à payer, et la justice sera mieux rendue, en ce qu'elle atteindra ceux qui échappent à sa vigilance, et en écartera ceux qui ne méritent pas d'y paraître. Les tribunaux jugeant correctionnellement se ressentiront également de l'heureux résultat de l'institution que je sollicite, et désormais les magistrats n'auront plus à gémir de l'ignorance crasse ou du peu de loyauté et de bonne foi dont certains hommes de l'art font journellement preuve. Malheureusement pour l'honneur de notre art, ces cas se présentent souvent, mettent le confrère appelé comme tiers, malgré sa répugnance à se prononcer, même après avoir préalablement épuisé toutes les voies de la conciliation et observé tous les égards de la politesse envers les confrères en litige, le mettent, dis-je, s'il ne veut mentir à la justice, dans la dure nécessité de tenir le langage satyrique de Boileau :

> Je ne puis rien nommer, si ce n'est par son nom;
> J'appelle un chat, un chat, et Rolet un fripon.

Et si, par hasard, quelqu'un se reconnaît à ce portrait, je leur dirai, me servant d'un langage assez trivial parmi nous : Quiconque est *galeux se gratte*, et me replierai encore sur Boileau qui dit :

Un discours trop sincère aisément nous outrage ;
Chacun dans son miroir pense voir son visage.
. . . .
Mais puisque vous poussez ma patience à bout,
Une fois en la vie il faut vous dire tout.

Je sais d'avance que l'on pourra m'objecter que la médecine légale sera toute spéculative, en accordant un traitement fixe et honorable à ceux qui seront qualifiés de *Médecins jurés de l'état;* mais les médecins militaires, ceux qui sont attachés aux hospices, aux prisons, à certains établissemens d'eaux thermales et minérales, ne jouissent-ils pas de la faveur d'être gratifiés par l'état ? Je sais aussi que nous serions coupables de ne faire le bien qu'en vertu des avantages qu'il peut nous procurer, et qu'il faut être disposé à le pratiquer, non seulement sans récompense, mais encore malgré les dangers que l'on peut encourir. Cependant, quand nos soins et nos recherches nous promettent des résultats heureux, et qu'ils tournent tous au profit de la société entière, il n'est pas défendu de les intéresser par une rétribution quelconque, afin d'accroître notre zèle et doubler ainsi nos connaissances. L'avantage qui en résulterait, c'est que Messieurs les docteurs commissionnés et gratifiés, se livreraient principalement et plus particulièrement à l'étude de cette branche médico-légale, laquelle, ainsi que je l'ai déjà dit, est ignorée de la plupart des hommes de l'art. Cette récompense les engagerait à se procurer les nombreux instrumens qu'il faut pour faire l'autopsie cadavérique; en outre, leur faciliterait les moyens d'avoir dans leurs bibliothèques, les ouvrages qui traitent *ex professo* de la médecine légale, que l'on sait être si coûteux. Enfin, cette gratification ne contribuerait pas peu à ce qu'ils se livrassent aux diverses expériences chimiques qui sont si dispendieuses et si utiles à cette branche de la médecine; comme aussi, pour qu'on ne tombât pas dans le même abus, et que la faveur n'eût point une part active à la distribution de ces places qui sont des plus délicates et des plus pénibles à remplir, je voudrais qu'elles fussent mises au concours : pour cela, je proposerais le moment où le jury médical est rassemblé dans certains départemens pour la réception de ces informes enfans d'Esculape, auxquels on a donné le nom d'officiers de santé; et jusqu'à ce que le gouvernement ait pris des mesures pour les assimiler aux docteurs et qu'il n'y ait plus qu'une seule classe de docteurs-médecins ou chirurgiens, ces Messieurs, dont certains avec lesquels je suis lié d'amitié et par des relations médiales, et qui méritent sous tous les rapports le titre honorable de docteur, seront également appelés à cet exercice scientifique.

En attendant que le gouvernement statue sur la nature de mon Mémoire, je supplie, au nom de la société entière, MM. les procureurs généraux près les Cours royales, d'engager leurs subordonnés et autres autorités en droit de requérir, à s'entourer au besoin de médecins instruits et délicats, et de ne considérer dans ce choix que l'intérêt de l'humanité et non l'affection particulière, ainsi que le pratiquent certaines autorités dans leur désignation.

Je termine, Messieurs les Députés, ces idées tracées sans ordres et telles qu'elles se sont présentées sous ma plume : Je serai trop heureux si j'ai saisi l'esprit qui vous anime, tant pour le bien de la mission que vous illustrez, que pour le bonheur de la société que vous protégez et que vous représentez avec autant d'utilité que de désintéressement.

J'ai l'honneur d'être,

Avec le plus profond respect et la plus grande admiration,

Le très-humble et très-obéissant serviteur,

FARRADESCHE-CHAUBASSE.

A Allanche, le 5 septembre 1831.

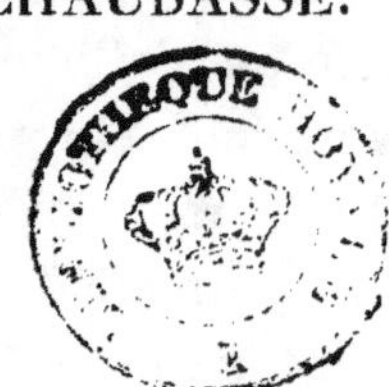

CLERMONT, impr. de J. VAISSIÈRE.

www.ingramcontent.com/pod-product-compliance
Lightning Source LLC
LaVergne TN
LVHW012158170726

843503LV00009B/4261